Alex López Icaza
Douglas Luna Vera

# Factores de riesgo asociados a diarreas de origen infeccioso en Durán

Alex López Icaza
Douglas Luna Vera

# Factores de riesgo asociados a diarreas de origen infeccioso en Durán

## Diarreas en la ciudad de Duran, un problema que no acaba

Editorial Académica Española

**Imprint**

Any brand names and product names mentioned in this book are subject to trademark, brand or patent protection and are trademarks or registered trademarks of their respective holders. The use of brand names, product names, common names, trade names, product descriptions etc. even without a particular marking in this work is in no way to be construed to mean that such names may be regarded as unrestricted in respect of trademark and brand protection legislation and could thus be used by anyone.

Cover image: www.ingimage.com

Publisher:
Editorial Académica Española
is a trademark of
Dodo Books Indian Ocean Ltd. and OmniScriptum S.R.L publishing group

120 High Road, East Finchley, London, N2 9ED, United Kingdom
Str. Armeneasca 28/1, office 1, Chisinau MD-2012, Republic of Moldova, Europe
Printed at: see last page
**ISBN: 978-613-9-46516-3**

# AGRADECIMIENTO

Agradecemos a nuestros padres, hermanos y familiares por el apoyo y comprensión brindadas a lo largo de nuestra formación de médicos. Este trabajo marca el fin de una etapa y el comienzo de otra en la que seguiremos preparándonos para ser buenos médicos.

**Alex Steve López Icaza**

**Douglas Rohanny Luna Vera**

# ÍNDICE GENERAL

# ÍNDICE DE TABLAS

# ÍNDICE DE GRÁFICOS

**"FACTORES DE RIESGO ASOCIADOS A DIARREAS DE ORIGEN INFECCIOSO EN PACIENTES QUE ACUDEN AL HOSPITAL BÁSICO IESS DE DURÁN"**

**Autores:** López Icaza Alex Steve y Luna Vera Douglas Rohanny

**Tutor:** Dra. María Daniela Rendón Salazar

## Resumen:

**Introducción:** Las diarreas infecciosas son una causa significativa de morbilidad y mortalidad a nivel mundial, especialmente en países de bajos ingresos. **Metodología:** Se seleccionó aleatoriamente una muestra de 268 pacientes para representar la población atendida en el hospital. Se evaluaron variables demográficas, acceso al agua potable, zona de residencia, hábitos de alimentación y prácticas de higiene. Se utilizaron pruebas estadísticas, como Chi Cuadrado de Pearson, para analizar la relación entre estas variables. **Resultados:** La población estudiada mostró una distribución equitativa por género, con una edad media de 30 años. El 79.10% de los pacientes tenía acceso a agua potable, predominando en zonas urbanas (79%). El 46.76% no consideraba necesario lavarse las manos regularmente. La prevalencia de diarreas bacterianas confirmadas fue del 26% en la muestra. Se encontró una asociación significativa entre acceso al agua potable y presencia de diarreas bacterianas (Chi Cuadrado = 24.16). **Conclusiones:** Se identificó una alta prevalencia de diarreas bacterianas en la muestra, destacando la importancia del acceso al agua potable en la prevención de estas enfermedades. Las prácticas de higiene personal y la zona de residencia también influyen en la incidencia de diarreas infecciosas. Estos hallazgos resaltan la necesidad de intervenciones específicas para mejorar el acceso al agua potable y promover prácticas de higiene adecuadas para reducir la carga de enfermedad en la comunidad atendida por el hospital.

**Palabras claves:** Diarreas, Infeccioso, Hospital, Factores de Riesgo, Agua Potable, Ecuador, Epidemiología, Higiene.

# INTRODUCCIÓN

Las diarreas de origen infeccioso constituyen un desafío considerable para la salud pública a nivel global, emergiendo como una causa significativa de morbilidad y mortalidad, a diferencia de la percepción común, este problema afecta a personas de todas las edades, esta carga impacta de manera más severa en los países de ingresos bajos y medianos, exacerbada por la falta de acceso a agua potable no contaminada, condiciones de saneamiento precarias y prácticas de higiene inadecuadas (1,2).

Por otro lado, las enfermedades transmitidas por alimentos representan un desafío a nivel mundial, con brotes que pueden surgir en diversas fases de la cadena alimentaria, ocasionando síntomas gastrointestinales y otros efectos, con especial relevancia en naciones como Ecuador. Investigaciones indican que el costo promedio de tratamiento por paciente en casos de enfermedades diarreicas agudas asciende a "28.88 dólares", generando un impacto no solo en la calidad de vida de los afectados, sino también ejerciendo presión sobre el sistema de salud en su totalidad (3,3).

A pesar de que la mayoría de los episodios de diarrea son autolimitados y se abordan principalmente a través de la rehidratación, la comprensión de los factores de riesgo subyacentes resulta crucial para el desarrollo de estrategias efectivas de prevención y tratamiento. En este contexto, surge la interrogante central de la presente investigación.

# CAPÍTULO I
## EL PROBLEMA
## 1.1    PLANTEAMIENTO DEL PROBLEMA

La diarrea es una importante causa de mortalidad a nivel mundial, con más de "1.6 millones de muertes en 2016". Esta patología afecta, a diferencia de la creencia popular, a todas las edades, a pesar de que es especialmente grave en adultos mayores (4). La morbimortalidad variada asociada a la diarrea es conocida, pero afecta de manera particular a países con ingresos bajos y medios, múltiples factores están asociados a este fenómeno, en especial aquellos como el acceso a servicios básicos, tales como agua potable, saneamiento adecuado, practicas de higiene, y tratamiento adecuado de residuos (1).

A nivel mundial, las enfermedades que se transmiten a través de alimentos representan una problemática importante, durante cualquier eslabón de la cadena de preparación de alimentos, puede surgir la contaminación de los mismos, esto especial en países con las características mencionadas, como el nuestro (5).

En las estadísticas actuales se menciona que el costo por paciente de enfermedades diarreicas agudas es cerca de "29 dólares" (con un promedio entre "27.93 y 29.83 dólares"), esto de acuerdo a una investigación realizada en la capital de nuestro país. De esta manera podemos observar cómo además de afectar la calidad de vida de los pacientes, representa un gasto económico grande para el país y los ciudadanos (3).

Aunque la mayoría de casos sean "autolimitados" y el tratamiento sea sintomático más una buena hidratación, es crucial comprender los "factores de riesgo" subyacentes que contribuyen a la incidencia y gravedad de las diarreas infecciosas con el fin de desarrollar estrategias efectivas de prevención y tratamiento para reducir la carga de enfermedad (6).

## 1.2    FORMULACIÓN DEL PROBLEMA

¿Cuáles son los "factores de riesgo" asociados con la presencia de diarreas de origen infeccioso en los pacientes que buscan atención médica en el "Hospital Básico IESS Durán"?

1. ¿Cuáles son las características demográficas de la población estudiada?

2. Evaluar la prevalencia de diarreas de origen bacteriano

3. ¿Existe una relación significativa entre la edad de los pacientes y la incidencia de diarreas de origen infeccioso?

4. ¿Cuál es la relación entre la alimentación, la higiene y la zona de residencia en la aparición de diarreas de origen infeccioso en esta población?

## 1.3    JUSTIFICACIÓN

Esta investigación aborda un problema de salud de relevancia global: las enfermedades diarreicas, las cuales tienen un gran impacto en países de bajos recursos y afectan a pacientes de todas las edades, subrayando la necesidad de comprender y abordar los factores de riesgo asociados. Especialmente en un país como el nuestro, al centrarnos en un contexto específico, el Hospital Básico IESS de Durán, posee relevancia local y regional para nuestro país.

Realizar esta investigación puede brindar información crítica sobre la prevención y el tratamiento de las diarreas de origen infeccioso. Los resultados tienen un potencial impacto significativo en la calidad de vida de la población atendida en el hospital. Además, la investigación aborda el ámbito social en torno a factores como el acceso al agua potable segura, saneamiento adecuado y prácticas de higiene, lo que puede prevenir un alto porcentaje los casos de diarrea grave y, en última instancia, reducir la carga de esta enfermedad en la comunidad. Por lo que la necesidad de comprender y abordar los factores de riesgo de las diarreas de origen infeccioso es evidente. Esta investigación se enfoca en analizar estos factores en el Hospital Básico IESS de Durán para reducir la carga de esta enfermedad.

## 1.4 OBJETIVOS DE LA INVESTIGACIÓN

### 1.4.1 Objetivo General

Investigar los "factores de riesgo" que están asociados con la presencia de diarreas de origen infeccioso en pacientes del "Hospital básico IESS Durán"

### 1.4.2 Objetivos Específicos

- Identificar las características demográficas de la población estudiada.
- Evaluar la prevalencia de diarreas de origen bacteriano
- Determinar la relación el acceso al agua potable con la aparición del cuadro diarreico bacteriano.
- Analizar la relación entre la alimentación, y zona de residencia en la aparición de diarreas de origen bacteriano.

### 1.4 Hipótesis

Existe una asociación significativa entre diversos factores de riesgo y la presencia de diarreas de origen infeccioso en pacientes del Hospital Básico IESS Durán

## 1.5 DELIMITACIÓN DE LA INVESTIGACIÓN

- **Población estudiada:**
  - Pacientes del Hospital Básico IESS Durán.
- **Tiempo:**
  - Enero 2021 a diciembre del 2023
- **Lugar:**
  - Hospital Básico IESS Durán, enfoque local.
- **Línea de investigación:**
  - Epidemiología de diarreas hospitalarias.
- **Objeto de estudio:**
  - Factores de riesgo en diarreas graves.
- **Campo de acción:**
  - Salud pública, estrategias hospitalarias.

## 1.6    VIABILIDAD Y FACTIBILIDAD DE LA INVESTIGACIÓN

Esta investigación se respalda en la disponibilidad de recursos financieros, humanos y materiales necesarios para su ejecución. Se garantiza el acceso a instalaciones y equipos esenciales para la recopilación de datos en el Hospital Básico IESS de Durán, con la colaboración activa del personal de salud y la utilización de registros médicos para obtener información relevante. La delimitación teórica del alcance se concentra en los factores de riesgo asociados a las diarreas de origen infeccioso en este contexto específico.

Se reconoce la existencia de ciertas limitaciones inherentes al tipo de estudio, especialmente debido a su enfoque retrospectivo. Esta perspectiva temporal podría afectar la disponibilidad de datos específicos y plantear desafíos en la recopilación de información, particularmente dada la complejidad de los registros médicos en un entorno hospitalario. A pesar de estas limitaciones, la planificación cuidadosa y la utilización de recursos disponibles fortalecen la capacidad de superar los desafíos y llevar a cabo una investigación robusta y significativa.

# CAPÍTULO II
## 2. MARCO TEÓRICO

## 2.1    ANTECEDENTES

La diarrea, representa una carga sustancial a nivel mundial, con más de "1.6 millones de defunciones en 2016", afectando a todas las edades. Esta condición no solo tiene un impacto significativo en la salud de las personas, sino que también ejerce presión sobre la economía de los sistemas de salud a nivel globa (7).Un estudio esencial realizado por Orellana Suarez y Salcedo Burgos, titulado "Enfermedades transmitidas por alimentos: factores sociodemográficos y de riesgo," arroja luz sobre la frecuencia de estas enfermedades y sus correlaciones sociodemográficas. Este estudio identifica la exposición de los alimentos al riesgo de contaminación durante la producción, almacenamiento y consumo, generando enfermedades transmitidas por alimentos. Bacterias, virus, parásitos y hongos como agentes patógenos se manifiestan en síntomas característicos como diarreas y fiebres, subrayando la importancia de abordar la salubridad alimentaria como un desafío de salud pública global (5).

En Ecuador, la ausencia de datos específicos sobre los costos directos de la diarrea aguda resalta la necesidad urgente de comprender los factores asociados a esta enfermedad para el sistema de salud nacional. Un estudio realizado en el "Distrito 17D03 Cotocollao de Quito en 2019" costos sanitarios, revelando un costo medio por paciente de "28.88 dólares" (3). Estos datos enfatizan la importancia de abordar la diarrea no solo desde una perspectiva de salud pública sino también económica.

Además, investigaciones en distintas partes del mundo han explorado los factores que contribuyen a la prevalencia de la diarrea. En Indonesia, se examinaron los factores de riesgo para la desnutrición y la prevalencia de diarrea en niños, subrayando la importancia del acceso a agua segura, saneamiento adecuado y prácticas de higiene persona (1). En Bangladesh, se investigaron los factores clínicos, sociodemográficos y ambientales asociados con la diarrea bacteriana aguda en adultos. Asimismo, en China, se evaluaron los factores meteorológicos que afectan la incidencia de diarrea infecciosa en diferentes zonas climáticas (4).

Estos estudios resaltan la complejidad de los factores ambientales, sociodemográficos y de saneamiento que contribuyen a la propagación de enfermedades gastrointestinales. El artículo "Interventions to improve sanitation for preventing diarrhoea" realizado por Valerie Bauza y su equipo ofrece una perspectiva crítica sobre la efectividad de intervenciones de saneamiento para prevenir la diarrea (8). Este estudio, que incluye la evaluación de 51 estudios con más de 238,000 participantes, destaca la importancia de proporcionar acceso a instalaciones de saneamiento, mejorar las instalaciones existentes y estrategias de cambio de comportamiento para reducir la prevalencia de la diarrea.

## 2.2 FUNDAMENTACIÓN TEÓRICA

### 2.2.1 Diarrea

La "diarrea", una afección gastrointestinal común, se caracteriza por un aumento en el "contenido de agua" en las heces debido a desequilibrios en los procesos fisiológicos intestinales encargados de la absorción de iones, sustratos y agua. Su evaluación considera duración, gravedad y síntomas concurrentes, con valores normales de contenido de agua que varían según la edad: aproximadamente "200 g/día" en adolescentes y adultos (9). La definición de la "Organización Mundial de la Salud (OMS)" establece que la "diarrea" implica tres o más evacuaciones blandas o acuosas al día, o evacuaciones más frecuentes de lo habitual para el individuo, proporcionando un estándar global para la identificación de casos (2).

#### 2.2.1.1 Epidemiología

Esta es una afección frecuente con una prevalencia mensual de alrededor del 5% en los Estados Unidos, constituye una de las principales causas de muerte a nivel global, especialmente entre los niños menores de cinco años en entornos con recursos limitados. En contraste, en adultos que residen en áreas bien provistas, la diarrea suele considerarse una molestia en individuos sanos (9,10).

En la mayoría de los casos de diarrea aguda en adultos, la causa es de origen infeccioso, y la mayoría de los casos se resuelven mediante tratamiento sintomático. Los médicos que abordan casos de diarrea en adultos enfrentan decisiones cruciales sobre el momento adecuado para realizar pruebas de heces y la posible iniciación de una terapia antimicrobiana empírica. Además, la mayoría de los episodios de diarrea están asociados con el "consumo de agua y alimentos contaminados", afectando a más de dos mil millones de personas en todo el mundo que carecen de acceso a servicios sanitarios esenciales. Las pautas de la Organización Mundial de la Salud (OMS) para el tratamiento de enfermedades diarreicas en países con recursos limitados se encuentran detalladas en "El tratamiento de la diarrea: manual para médicos y otros trabajadores sanitarios superiores" (11).

Esta enfermedad representa un importante desafío de salud global, contribuyendo a más de "1,5 millones" de muertes en 2019, según el "Estudio de Carga Global de Enfermedades". Es especialmente preocupante en "niños menores de cinco años", siendo responsable del "10%" de las muertes en este grupo. Aunque las mejoras en saneamiento y el uso de soluciones de rehidratación oral han reducido las tasas de mortalidad, se registran anualmente casi "siete mil millones" de casos de enfermedades diarreicas en todo el mundo (7,12).

En países con recursos limitados, las enfermedades diarreicas son endémicas y se superponen con brotes epidémicos, involucrando agentes patógenos como "Shigella Dysenteriae serotipo 1 (Sd1)" y "Vibrio cholerae". Además, "Escherichia coli O157:H7" puede desencadenar brotes en estos entornos. Importantes epidemias de Sd1 se han observado en "África", el "sur de Asia" y "América Central", como el brote de 1994 en refugiados ruandeses en Zaire, que resultó en aproximadamente "20,000" muertes en el primer mes. Epidemias relacionadas con V. cholerae han afectado diversas regiones, incluyendo "África", "Asia", "Oriente Medio", "América del Sur" y "Central", así como "el Caribe" (7,12).

El "norovirus" se asocia con aproximadamente el "20%" de los casos de diarrea infecciosa, afectando tanto a "niños" como a "adultos" y causando más de "200,000" muertes anuales en países en desarrollo. Históricamente, el "rotavirus" fue la principal causa de enfermedad ahora reducida gracias a la vacunación (9).

### 2.2.1.2 Fisiopatología

La diarrea se origina por una disminución en la absorción de agua por parte del intestino o un aumento en la secreción de agua. La mayoría de los casos de diarrea aguda se deben a causas infecciosas, y la diarrea crónica se clasifica en tipos acuosa, grasa (malabsorción) o infecciosa. Además, se puede categorizar la fisiopatología de la diarrea en formas secretoras y osmóticas (13).

Un ejemplo de diarrea acuosa es la intolerancia a la lactosa, donde la deficiencia de la enzima lactasa resulta en la acumulación de lactosa no absorbida en el intestino, atrayendo agua y provocando diarrea. Las causas de la diarrea grasa incluyen enfermedades como la celiaquía y la pancreatitis crónica, esta última caracterizada por una insuficiente liberación de enzimas pancreáticas, llevando a la malabsorción de grasas (14).

En el caso de la forma secretora de diarrea, las infecciones bacterianas y virales lesionan el epitelio intestinal, aumentando su permeabilidad y generando heces acuosas debido a la incapacidad de las células dañadas para absorber agua (15).

### 2.2.1.3 Clasificación

La clasificación convencional de la diarrea ha utilizado términos como osmótica, secretora, inflamatoria y relacionada con la motilidad, pero se propone una terminología más precisa (9).

En lugar de "diarrea osmótica", se prefiere el término "diarrea inducida por dieta", que se manifiesta por sustancias osmóticamente activas en la luz intestinal, como en la intolerancia a la lactosa o la ingestión de polietilenglicol 3350 (16).

Por otro lado la "diarrea secretora", se sugiere llamar "diarrea relacionada con el transporte de electrolitos", que implica alteraciones en los mecanismos de transporte de iones en las células epiteliales y persiste durante el ayuno, siendo causada por infecciones o factores no infecciosos (9).

La "diarrea mixta" se utiliza para aquella que no se clasifica claramente como secretora ni osmótica, aunque su utilidad diagnóstica es limitada.

Además, se describen otras categorías de diarrea relacionadas con la motilidad gastrointestinal y la inflamación intestinal, que pueden contribuir a casos específicos, como la diarrea funcional y el síndrome del intestino irritable con predominio de diarrea (9).

La inflamación intestinal, principalmente causada por infecciones como Salmonella y Campylobacter, puede provocar diferentes mecanismos, como la pérdida de superficie de absorción y la ruptura de la función de la barrera intestinal, resultando en diarrea inflamatoria (17,18).

### 2.2.1.3.1 Factores De Riesgo

La consideración de los factores de riesgo del paciente, son de gran importancia para el manejo de esta patología. Por ejemplo, las guarderías desempeñan un papel clave en ciertas causas de diarrea, ya que patógenos como rotavirus, astrovirus, calicivirus, Shigella, Giardia, Campylobacter y Cryptosporidium pueden propagarse rápidamente en estos entornos. El incremento en el uso de guarderías ha contribuido al aumento de infecciones vinculadas con rotavirus y Cryptosporidium (4,19,20).

La historia alimentaria es crucial, ya que diversos alimentos pueden desencadenar infecciones gastrointestinales. El consumo de alimentos crudos o contaminados, asociado con organismos como Campylobacter y Salmonella, está presente en productos lácteos, huevos, carnes, aves de corral, carne molida, mariscos, cerdo, ostras y hortalizas (11).

Adicionalmente, en el entorno acuático, las piscinas pueden ser hábitats para especies de Shigella, y los organismos Aeromonas son agentes causantes de diarrea infecciosa. Giardia, Cryptosporidium y Entamoeba no son afectados por la cloración del agua, subrayando la importancia de considerar la sospecha de estos parásitos en aguas contaminadas. Asimismo, la asociación entre la infección por Campylobacter, la actividad agrícola y el suministro de agua potable es notable (4).

El impacto de agua potable contaminada, saneamiento deficiente y prácticas inadecuadas de higiene en países de ingresos bajos y medianos es evidente en el deterioro de la salud infantil. Según un informe conjunto de la Organización Mundial de la Salud (OMS) y el Fondo de las Naciones Unidas para la Infancia (UNICEF), en 2015, el 89% de la población mundial tenía acceso a servicios básicos de agua potable, mientras que solo el 68% disponía de servicios básicos de saneamiento (1,21).

Este problema tiene consecuencias indirectas, contribuyendo a la desnutrición infantil. Estimaciones recientes sugieren que el acceso mejorado a agua, saneamiento e higiene podría prevenir hasta el 58% de las muertes por diarrea en niños menores de 5 años a nivel global cada año. Estos datos subrayan la vital importancia del agua potable, condiciones sanitarias adecuadas y prácticas de higiene para la salud (21,22).

Investigaciones anteriores han demostrado asociaciones significativas entre los ingresos mensuales, el almacenamiento de agua y la prevalencia de diarrea infantil. Por lo tanto, la gestión adecuada del agua en el hogar y las prácticas de higiene personal de los niños son fundamentales para mantener y promover la salud. Se enfatiza la necesidad de abordar comportamientos inadecuados en materia de agua potable, saneamiento e higiene (WASH), con un enfoque especial en los países de ingresos bajos y medianos (21,22).

A pesar de las mejoras recientes en la mortalidad atribuible, la insuficiencia de "WASH" sigue siendo un determinante crucial de la carga mundial de morbilidad, especialmente entre los niños pequeños. Estas estimaciones contribuyen al monitoreo global, como el indicador de los Objetivos de Desarrollo Sostenible sobre la mortalidad relacionada con "WASH" inadecuado. Una proporción significativa de las muertes y años de vida ajustados por discapacidad en países de ingresos bajos y medianos se atribuye a un "WASH" inadecuado, aunque estas estimaciones son aproximadas y dependen de suposiciones y definiciones que, en ocasiones, se basan en intervenciones "WASH" imperfectas (21,22).

### 2.2.2 Evaluación

En el proceso de evaluación de la diarrea, se inicia considerando la naturaleza autolimitada de la diarrea aguda, que generalmente no demanda análisis de laboratorio ni imágenes. No obstante, se justifica la realización de un cultivo de heces en situaciones de diarrea con sangre o en casos de enfermedad grave para descartar posibles causas bacterianas. En situaciones donde las heces presentan sangre, se requieren pruebas adicionales para identificar la presencia de toxina Shiga y lactoferrina (3).

En el contexto de la diarrea crónica, la evaluación se vuelve más exhaustiva, incorporando un análisis de laboratorio integral que abarca un hemograma completo, panel metabólico, estimulación de la hormona tiroidea, velocidad de sedimentación globular, panel hepático y análisis de heces. La clasificación del tipo de diarrea crónica se lleva a cabo considerando tanto la historia clínica como el examen físico del paciente. Se destaca la importancia de analizar el pH de las heces y la presencia de sustancias reductoras como indicadores de intolerancia a los carbohidratos, fenómeno comúnmente asociado a enfermedades virales y de naturaleza transitoria (3).

Además, se resalta la necesidad de realizar cultivos de heces para detectar una gama de agentes infecciosos, que incluyen Salmonella, Shigella, Campylobacter, C. difficile y Yersinia enterocolitica. Es especialmente aconsejable buscar la presencia de Clostridium difficile en situaciones donde se observa colitis o presencia de sangre en las heces. Es importante señalar que la diarrea de inicio agudo, secundaria a una infección por C. difficile, puede ocurrir incluso sin antecedentes de uso de antibióticos (3).

En casos de diarrea asociada al consumo de carne molida y presencia de E. coli enterohemorrágica en las heces, se requiere determinar el tipo específico de E. coli, ya que el síndrome urémico hemolítico puede derivarse de una infección por E. coli O157:H7. Además, el análisis de laboratorio implica la utilización de inmunoensayos enzimáticos para la detección de antígenos de rotavirus y adenovirus, así como la búsqueda de huevos y parásitos mediante el examen de heces, recomendando su realización cada tres días o en días alternos para una evaluación más efectiva (3).

### 2.2.2 Tratamiento y Manejo

El tratamiento eficaz de la diarrea implica una combinación de enfoques que abarcan desde la restauración de líquidos hasta intervenciones específicas según la causa subyacente. A continuación, se detallan las principales estrategias de tratamiento, teniendo en cuenta la gravedad y duración de los síntomas (13).

**1. Rehidratación y Cuidados Iniciales:** Es crucial contrarrestar la pérdida de líquidos y electrolitos como parte fundamental del tratamiento. Se recomienda estimular la ingesta de líquidos, tales como jugo de fruta diluido, Pedialyte o Gatorade. En casos más severos, la rehidratación intravenosa puede ser necesaria. La dieta BRAT (plátanos, tostadas, avena, arroz blanco, puré de manzana y sopa/caldo) se considera bien tolerada y puede mejorar los síntomas (9).

**2. Terapia Antidiarreica:** Cuando la frecuencia de las deposiciones representa un desafío, se puede iniciar una terapia antidiarreica utilizando agentes antisecretores o antimotilidad. No obstante, es fundamental evitar estos medicamentos en adultos con diarrea sanguinolenta o fiebre alta, ya que podrían agravar infecciones intestinales severas. La incorporación de probióticos ha demostrado ser efectiva para reducir la gravedad y duración de los síntomas en casos de diarrea aguda (9).

**3. Tratamiento de la Diarrea Crónica:** Para la diarrea crónica, se requiere un enfoque más específico basado en la identificación de la causa subyacente. La clasificación inicial en diarrea acuosa, grasa o inflamatoria orientará el plan de tratamiento. En muchos casos, se precisarán estudios fecales, análisis de laboratorio o imágenes adicionales, así como procedimientos más invasivos como colonoscopia o endoscopia superior (10).

**4. Tratamiento Específico según la Causa:** El tratamiento varía según la causa subyacente de la diarrea. Para algunas cepas bacterianas, se sugieren antibióticos específicos:

- *E. coli:* Trimetoprim-sulfametoxazol (TMP-SMX), con cefalosporinas parenterales para complicaciones sistémicas (10).
- *Aeromonas:* Cefalosporinas de tercera y cuarta generación (10).
- *Campylobacter:* Eritromicina (10).
- *Clostridium difficile:* Suspensión de los antibióticos causantes, seguido de metronidazol oral o vancomicina en casos graves (10)..

Estas recomendaciones pormenorizadas para diversas causas bacterianas y parasitarias resaltan la importancia de una identificación precisa para un tratamiento efectivo. Se considera también la resistencia a antibióticos al seleccionar medicamentos de primera línea.

### 2.2.2 Educación del Paciente

La educación del este es crucial, abordando tanto la prevención como el tratamiento de la condición. La comprensión por parte de los pacientes de la importancia de la rehidratación oral para evitar la deshidratación y la pronta realimentación para una recuperación más rápida destaca como elementos centrales en el abordaje de la diarrea (13).

La promoción de prácticas de higiene, se presenta como una medida indispensable para prevenir infecciones y su propagación en la comunidad (2).La instrucción de que los pacientes con diarrea infecciosa eviten regresar a entornos compartidos hasta la desaparición de los síntomas se percibe como esencial para prevenir la transmisión. Además, se resalta la importancia de la vacunación contra el rotavirus como una medida preventiva clave. En situaciones donde se requieren antibióticos, la educación incluye la consideración de la terapia con probióticos para prevenir complicaciones (2).

Durante los viajes, la educación se centra en prácticas preventivas, como el consumo de agua embotellada, evitar alimentos crudos y preferir opciones bien cocidas en países en desarrollo (3). La precaución de usar agua embotellada incluso al cepillarse los dientes se subraya como una medida adicional. Se aconseja contra el uso profiláctico de antibióticos para la diarrea del viajero, excepto en casos de enfermedades médicas subyacentes (2)..

# 2.4 OPERACIONALIZACIÓN DE LAS VARIABLE

## 2.3.1 Las variables del proyecto de investigación

## 2.3.2 Operacionalización de las variables

*Tabla 1 Operacionalización de las variables*

| VARIABLE | DEFINICIÓN CONCEPTUAL | DEFINICIÓN OPERACIONAL | | | |
|---|---|---|---|---|---|
| | | Tipo de Variable | Dimensión | Indicador | Fuente |
| Presencia de Diarrea<br><br>VARIABLE DEPENDIENTE | Pacientes Diagnosticados por CIE-10 | CUALITATIVA NOMINAL | DIAGNÓSTICO MÉDICO | CIE-10 G400 | Historia Clínica/Base De Datos |
| SEXO | Clasificación biológica en masculino o femenino. | CUANTITATIVA NOMINAL | AÑOS | Frecuencia (%) | Historia Clínica/Base De Datos |
| EDAD | Duración de la vida medida en años. | CUALITATIVA CONTINUA | MASCULINO/ FEMENINO | MEDIANA MEDIA MODA | Historia Clínica/Base De Datos |
| ACCESO A AGUA POTABLE | Disponibilidad de agua segura para el consumo. | CUALITATIVA NOMINAL | ACCESO A AGUA POTABLE | MEDIANA MEDIA MODA | Historia Clínica/Base De Datos |
| CONSUMO DE ALIMENTOS FUERA DE CASA | Consumo de Alimentos no preparados en el hogar | CUALITATIVA Nominal | CONSUMO DE ALIMENTO | MEDIANA MEDIA MODA | Historia Clínica/Base De Datos |
| NIVEL EDUCATIVO | Nivel de educación formal alcanzado. | CUALITATIVA ORDINAL | NIVEL DE EDUACIÓN | MEDIANA MEDIA MODA | Historia Clínica/Base De Datos |
| LAVADO DE MANOS | Práctica de limpiar las manos para reducir la propagación de gérmenes. | CUALITATIVA NOMINAL | PRACTICA DE LAVADO DE MANOS | MEDIANA MEDIA MODA | Historia Clínica/Base De Datos |

**Autores:** López Icaza Alex Steve y Luna Vera Douglas Rohanny

# CAPÍTULO III
## MARCO METODOLÓGICO

El **enfoque metodológico** se refiere a la perspectiva que se adopta para abordar la investigación, brinda coherencia y dirección en el proceso de investigación y puede variar según los objetivos y preguntas planteadas. Se debe seleccionar un enfoque que permita obtener los resultados deseados.

La presente investigación adopta un enfoque cuantitativo con el objetivo de analizar exhaustivamente los factores de riesgo asociados a diarreas de origen infeccioso en pacientes que acuden al Hospital Básico IESS de Durán. La metodología se centrará en la revisión de bases de datos y historias clínicas, utilizando un enfoque cuantitativo para recopilar y analizar datos numéricos con el fin de identificar patrones, prevalencias y relaciones cuantificables entre las variables de interés. Este enfoque permitirá obtener una comprensión objetiva y estadísticamente fundamentada de la problemática, contribuyendo así al conocimiento y la toma de decisiones en el ámbito de la salud pública.

El presente trabajo es del tipo **analítico, transversal, retrospectivo, tipo cohorte**.

El estudio se define como analítico ya que su objetivo principal es explicar la relación, generalmente causal, entre los factores de riesgo y la presencia de diarreas de origen infeccioso en pacientes que acuden al Hospital Básico IESS de Durán. Se utiliza un diseño transversal, tipo cohorte ya que se realiza una única medición de las variables en un punto específico en el tiempo. Esta aproximación permite captar una instantánea de la relación entre los "factores de riesgo" y las "diarreas infecciosas" en la población estudiada. El diseño de cohorte se analiza un grupo de individuos que comparten características en común durante un periodo de tiempo determinado.

Además, se emplea un enfoque retrospectivo, ya que la información sobre los factores de riesgo y la presencia de diarreas se recopila a partir de datos capturados en el pasado y se analiza en el presente. Este diseño retrospectivo facilita la revisión de registros médicos, historias clínicas y bases de datos para obtener información relevante sobre la relación entre las variables de interés.

## Nivel de la Investigación

Se encuentra en el nivel descriptivo, centrando su atención en la detallada descripción y comprensión de los "factores de riesgo asociados a diarreas de origen infeccioso en la población del Hospital Básico IESS de Durán". Este enfoque busca abordar de manera exhaustiva las condiciones específicas presentes en este contexto temporal y geográfico particular. Aunque se considera la posibilidad de objetivos estadísticos, estos están orientados hacia la descripción cuantitativa de fenómenos, utilizando la revisión de historias clínicas y bases de datos para obtener información numérica sobre la prevalencia de diarreas y la identificación de factores de riesgo y se basa en el análisis estadístico para describir la relación entre dos variables.

## Lugar y Período del Proyecto

Hospital Básico IESS de Durán 2021-2023

## Población

La población objetivo estará compuesta por 875 pacientes que acuden al Hospital Básico IESS de Durán durante el período de estudio. La selección de la muestra se realizará de manera aleatoria estratificada, considerando variables como la edad, género y zona de residencia

## Muestra

La muestra, compuesta por 268 pacientes, fue determinada utilizando la calculadora Question Pro, asegurando un nivel de confianza del 95%. Este método garantiza la representatividad estadística de la muestra y la validez de los resultados.

### Criterios de inclusión

Los criterios de inclusión para este estudio son:

- Pacientes que acuden al Hospital Básico IESS de Durán durante el período de estudio.
- Individuos que cumplen con los requisitos de edad (18-60)
- Pacientes de ambos géneros.

### Criterios de exclusión

El estudio se regirá por los siguientes criterios de exclusión:
- Pacientes que carezcan de HC completas.
- Menores de 18 años y mayores de 60 años.
- Pacientes con Diarrea de origen no infeccioso

## Recolección de la Información

En la metodología de la investigación, se implementó un procedimiento exhaustivo para recopilar datos de manera precisa. Inicialmente, se realizó un análisis detallado de la base de datos del Hospital Básico IESS de Durán, extrayendo información clave sobre los pacientes seleccionados, como historias clínicas y tratamientos. Posteriormente, se llevó a cabo una revisión minuciosa de las historias clínicas para validar la exactitud de los datos. Esta estrategia, que combina el análisis de datos hospitalarios con la revisión directa de historias clínicas, fue crucial para garantizar la integridad y confiabilidad de la información recopilada. Estas técnicas especializadas no solo aseguraron la representatividad de la muestra, sino que también proporcionaron una comprensión completa de la población estudiada y sus condiciones médicas.

## ASPECTOS ÉTICOS

La investigación se ejecutó bajo rigurosos principios éticos, asegurando el respeto y la integridad de los participantes. Se enfocó en garantizar el cumplimiento de fundamentales valores éticos. Se obtuvo la debida autorización del Hospital Básico IESS de Durán para acceder a la base de datos y llevar a cabo el análisis de las historias clínicas. Además, es crucial destacar que el proyecto cuenta con la aprobación correspondiente de la Universidad Católica de Guayaquil, validando así que la investigación cumple con todos los requisitos éticos y académicos establecidos por la institución. La atención cuidadosa y la transparencia en la gestión de aspectos éticos refuerzan la credibilidad y validez de los resultados obtenidos en el estudio.

## ANÁLISIS ESTADÍSTICO

La investigación se apoyó en un análisis estadístico detallado que incorporó la prueba de Chi cuadrado y la utilización de herramientas especializadas como SPSS y Excel. La minuciosa revisión de las historias clínicas permitió una tabulación exhaustiva de los datos, proporcionando una base sólida para el estudio. La combinación de estas metodologías aseguró una evaluación precisa de las variables, contribuyendo a la confiabilidad de los resultados, especialmente en la exploración de la relación entre diversos factores y la incidencia de diarreas bacterianas en la población objeto de estudio.

**CAPÍTULO IV**

**4. RESULTADOS Y DISCUSIÓN**

## 4.1    RESULTADOS

Presentaremos en esta sección los resultados de nuestra investigación, para alcanzar nuestro objetivo general de investigar estos factores, se abordaron objetivos específicos que incluyen la identificación de las características demográficas de la población estudiada, la evaluación de la prevalencia de diarreas de origen bacteriano, la determinación de la relación entre el acceso al agua potable y la presencia de cuadros diarreicos bacterianos, así como el análisis de la conexión entre la alimentación, la zona de residencia y la aparición de diarreas de origen bacteriano. La población objetivo de 875 pacientes fue seleccionada de manera aleatoria estratificada, y la muestra de 268 pacientes garantiza la representatividad estadística y la validez de los resultados con un nivel de confianza del 95%. A través de estos análisis, se busca arrojar luz sobre los factores que contribuyen a la incidencia de diarreas infecciosas en este contexto hospitalario, proporcionando así información valiosa para la gestión y prevención de estas patologías en la comunidad atendida por el Hospital Básico IESS de Durán.

En este estudio, para cumplir con nuestro primer objetivo específico, se investigaron las características demográficas de la población objetivo, mediante el estudio de la muestra mencionada tomando en consideración variables como la edad, género y zona de residencia.

Se examinó la distribución de género en la muestra para comprender la prevalencia de diarreas infecciosas. Según el *Gráfico 1*, el 50.75% fueron hombres y el 49.25% mujeres, proporcionando información relevante sobre posibles disparidades de incidencia entre ambos géneros.

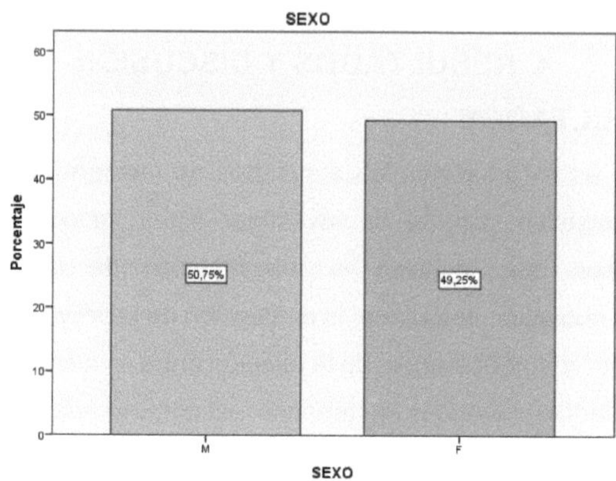

*Gráfico 1 Sexo*

La edad media de la población estudiada fue de 30.06 años, con una mediana de 30.00 años y una moda en la franja de 25 años. La desviación estándar fue de 5.50 y la varianza de 30.20. Estos resultados, representados en el Gráfico 2, ilustran la distribución de edades en relación con la susceptibilidad a las diarreas infecciosas.

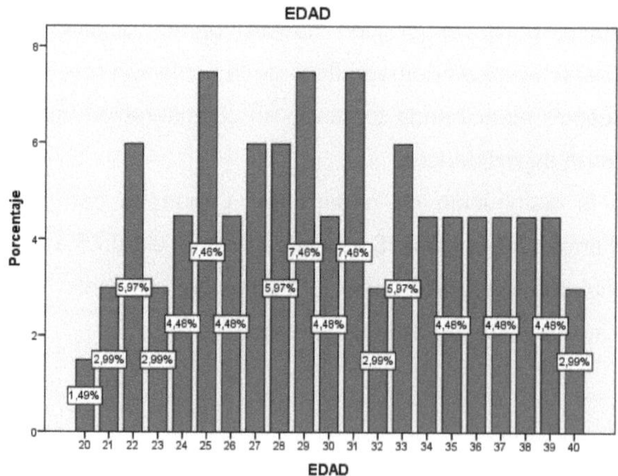

*Gráfico 2 Edad*

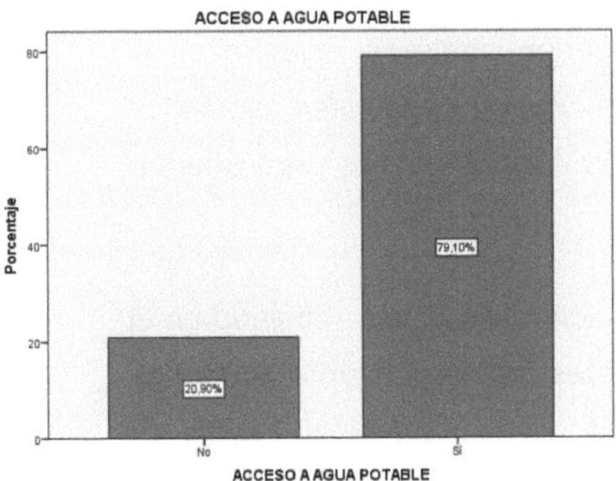

Gráfico 3 Acceso al agua Potable

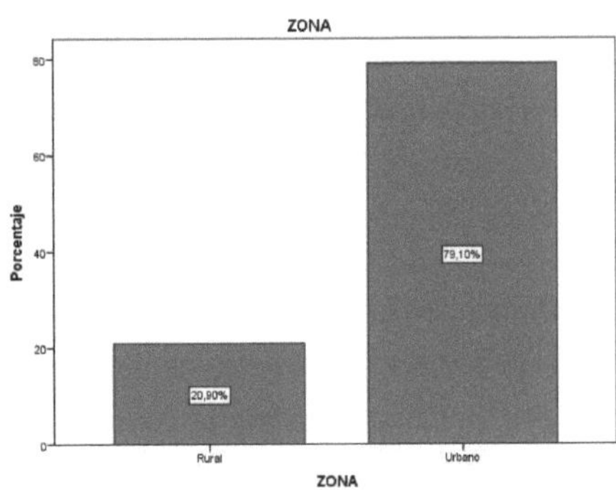

Gráfico 4 Zona de Residencia

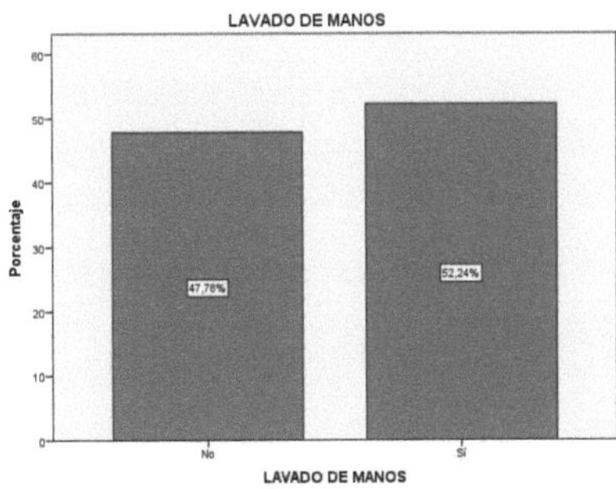

Gráfico 5 Lavado de manos

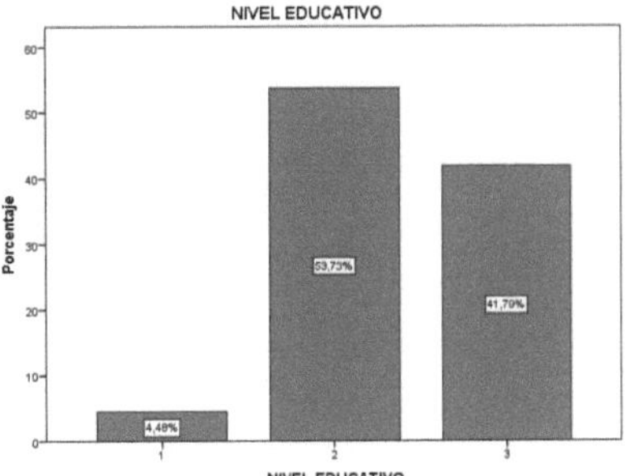

Gráfico 6 Nivel Educativo

En los gráficos anteriores se muestras los resultados de variables sociodemográficas respecto al acceso a agua potable *(Gráfico 3)*, se evidencia que el **79.10%** de la población cuenta con este servicio, mientras que el **20.90%** no lo tiene. La distribución geográfica de los pacientes según la zona de residencia *(Gráfico 4)* muestra que el **79%** reside en zonas urbanas, y el **21%** en zonas rurales, señalando posibles disparidades en la incidencia de diarreas. En relación con la higiene personal, el Gráfico 5 revela que el **46.76%** no considera necesario lavarse las manos, mientras que el **53.24%** sí lo hace, subrayando la importancia de esta práctica en la prevención de enfermedades infecciosas. Finalmente, en cuanto al nivel educativo, se observa que el 4.48% posee educación básica, el 53.73%

educación intermedia, y el 41.79% educación superior, como se muestra en el *Gráfico 6*. Estos resultados proporcionan una visión integral de factores asociados a las diarreas infecciosas en la población estudiada, fundamentales para orientar estrategias de prevención y gestión de la salud.

Además, se analizó el patrón alimentario de la población estudiada, reflejado en el *Gráfico 7*: un notable porcentaje de los participantes indicó consumir alimentos fuera del hogar, mientras que el 21% manifestó que su principal fuente de alimentación se encuentra en el entorno doméstico.

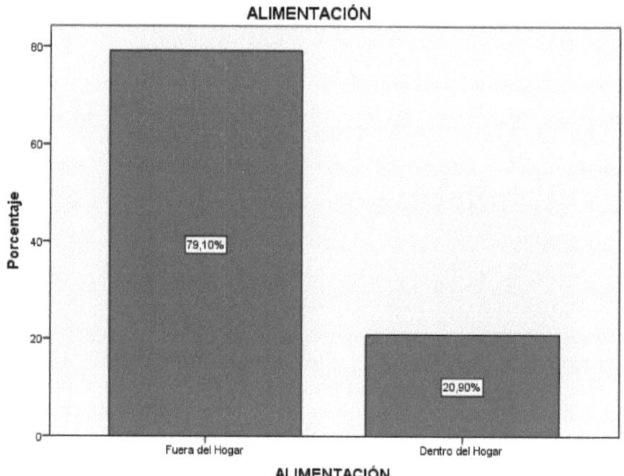


*Gráfico 7 Alimentación*

Se evaluó la frecuencia del uso de antibióticos (ATB) en casos de diarreas agudas, se analizaron las historias clínicas (HC), y los resultados arrojaron que el **47%** de las diarreas atendidas no recibieron prescripción de antibióticos, mientras que el **53%** sí lo hicieron. Estos datos están visualmente representados en el *Gráfico 8*, ofreciendo una representación gráfica clara de la frecuencia de uso de antibióticos en el manejo de diarreas agudas en la población estudiada.

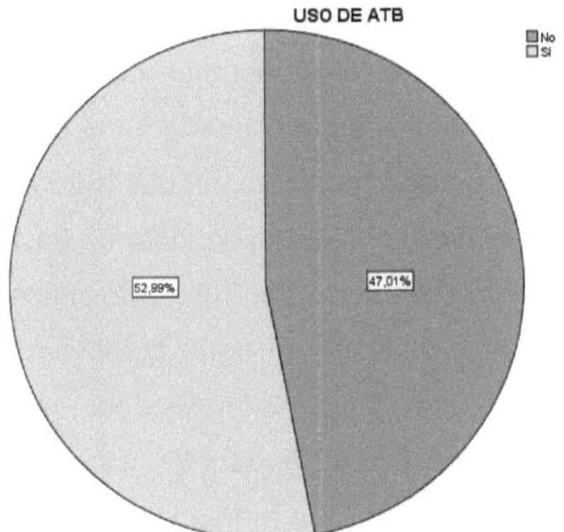


*Gráfico 8 Uso de Antibioticoterapia*

En nuestro análisis de la prevalencia de diarreas bacterianas confirmadas en la muestra, se observó que solo el **26%** de los casos fueron confirmados como bacterianos, mientras que el **74%** restante no presentó confirmación bacteriana. Estos resultados, representados en el *Gráfico 9*, ofrecen una visualización clara de la proporción de diarreas de origen bacteriano en la población estudiada, subrayando la importancia de discernir las causas específicas para una gestión apropiada de estas patologías.

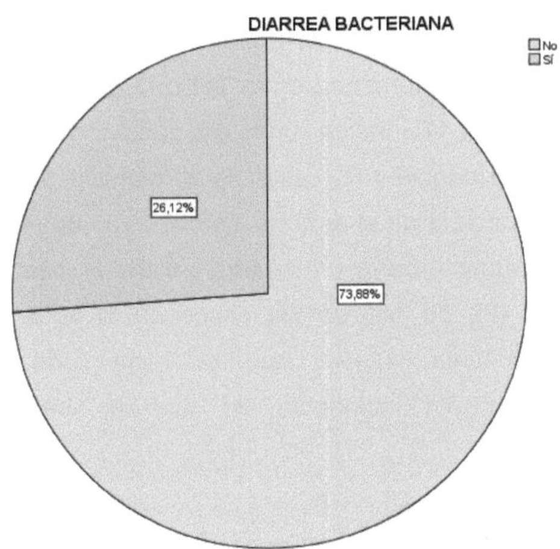


*Gráfico 9 Diarreas bacterianas Confirmadas*

Al analizar algunos de los factores críticos de nuestra población, con especial énfasis en *la relación entre el acceso al agua potable y la aparición del cuadro diarreico bacteriano,* llevamos a cabo una **tabla cruzada** entre estas dos variables. Los resultados obtenidos fueron posteriormente sometidos a un análisis mediante la *prueba de Chi Cuadrado de Pearson*, revelando un valor de **24.16**.

Este resultado significativo en la prueba de Chi Cuadrado indica una asociación estadísticamente significativa entre el acceso al agua potable y la presencia de cuadros diarreicos bacterianos en nuestra población. Es decir, existe una relación significativa entre la calidad del suministro de agua y la incidencia de diarreas de origen bacteriano, estos datos se presentan de manera clara y estructurada en la *Tabla 2* para una comprensión más visual de las relaciones encontradas.

*Tabla 2 Acceso al Agua Potable y Diarreas Bacterianas*

| TABLA CRUZADA | | DIARREA BACTERIANA | | Total | Chi-cuadrado de Pearson |
|---|---|---|---|---|---|
| | | No | Sí | | |
| ACCESO A AGUA POTABLE | No | 27 | 29 | 56 | |
| | Sí | 171 | 41 | 212 | 24,166860 |
| Total | | 198 | 70 | 268 | |

Se realizó un análisis detallado de la relación entre la zona de residencia y la incidencia de diarreas bacterianas, expresado en la **Tabla 3**, El resultado del Chi Cuadrado, con un valor de **24.17**, indica una asociación estadísticamente significativa entre la zona de residencia y la presencia de diarreas bacterianas en la población estudiada. Al profundizar en el análisis, se observa que el **19.34%** (41 de 212) de los casos en la zona urbana presentaron diarreas bacterianas, en comparación con el **51.79%** (29 de 56) de los casos en la zona rural. Esta discrepancia en las proporciones sugiere que la zona rural se asocia significativamente con una mayor incidencia de diarreas bacterianas en comparación con la zona urbana.

*Tabla 3 Zona y Diarreas Bacterianas*

| TABLA CRUZADA | | DIARREA BACTERIANA | | Total | Chi-cuadrado de Pearson |
|---|---|---|---|---|---|
| | | No | Sí | | |
| ZONA | Urbana | 27 | 29 | 56 | |
| | Rural | 171 | 41 | 212 | 24 |
| Total | | 198 | 70 | 268 | |

Se llevó a cabo un análisis parecido para evaluar la relación entre la forma de alimentación y la incidencia de diarreas bacterianas, reflejado en la **Tabla 4,** el resultado del Chi Cuadrado, con un valor de 0.66, sugiere que no hay una asociación significativa entre la forma de alimentación y la presencia de diarreas bacterianas en la población estudiada. Las proporciones de casos con diarreas bacterianas son relativamente similares en ambas categorías de alimentación, lo que indica que la elección de comer dentro o fuera del hogar no está fuertemente vinculada a la incidencia de diarreas bacterianas

| TABLA CRUZADA | | DIARREA BACTERIANA | | Total | Chi-cuadrado de Pearson |
|---|---|---|---|---|---|
| | | No | Sí | | |
| ALIMENTACIÓN | Fuera del Hogar | 159 | 53 | 212 | |
| | Dentro del Hogar | 39 | 17 | 56 | 0.66 |
| Total | | 198 | 70 | 268 | |

## 4.2   DISCUSIÓN

Los resultados obtenidos en nuestra investigación sobre factores de riesgo asociados a diarreas de origen infeccioso en pacientes que acuden al Hospital Básico IESS de Durán se analizan a la luz de los antecedentes presentados en el marco teórico y la literatura existente.

En concordancia con los antecedentes bibliográficos, nuestra investigación revela que la diarrea sigue siendo una carga sustancial para la salud global, afectando a todas las edades y generando consecuencias económicas considerables en los sistemas de salud (7). La identificación de factores de riesgo, como los analizados en nuestra población, se vuelve crucial para abordar tanto la salud pública como los costos asociados a estas patologías (3).

Al comparar nuestros resultados con estudios previos, notamos que la distribución de género en nuestra muestra presenta un equilibrio relativo, con un *50.75% de hombres y un 49.25% de mujeres*. Este hallazgo es coherente con la literatura existente que destaca la importancia de considerar disparidades de género en la incidencia de enfermedades gastrointestinales (5).

En relación con la edad, la media de 30.06 años en nuestra población coincide con estudios anteriores que resaltan la susceptibilidad a las diarreas infecciosas en adultos jóvenes (4). Sin embargo, la variabilidad en la edad, con una desviación estándar de 5.50, indica la presencia de casos en distintas franjas etarias, lo cual es un punto para considerar en estrategias de prevención.

Los resultados sobre el acceso al agua potable resaltan la importancia de este factor en la incidencia de diarreas bacterianas. La relación significativa entre la calidad del suministro de agua y la presencia de cuadros diarreicos bacterianos, respaldada por el Chi Cuadrado de Pearson de *24.16*, coincide con estudios previos que destacan la relevancia del agua segura para la salud gastrointestinal (1).

En cuanto a la zona de residencia, observamos una asociación significativa entre la zona rural y una mayor incidencia de diarreas bacterianas, contrastando con la zona urbana. Este resultado concuerda con investigaciones previas que resaltan las diferencias en la prevalencia de enfermedades infecciosas entre áreas urbanas y rurales (4). Sin embargo, es importante destacar que esta asociación puede estar influenciada por variables adicionales, como las condiciones de saneamiento y las prácticas higiénicas.

La evaluación del patrón alimentario revela que aquellos que consumen alimentos fuera del hogar tienen una proporción similar de diarreas bacterianas en comparación con aquellos que lo hacen en el hogar. Aunque el Chi Cuadrado de 0.66 indica que no hay una asociación significativa, este resultado sugiere que otros factores pueden contribuir a la incidencia de diarreas bacterianas, como la calidad de los alimentos o las prácticas de manipulación, las cuales no fueron consideradas en nuestra investigación.

La frecuencia del uso de antibióticos en casos de diarreas agudas muestra que el 53% de los pacientes recibió prescripción de antibióticos, evidenciando la importancia de considerar las prácticas de prescripción y la resistencia antibiótica en la gestión de estas patologías, ya que la confirmación de diarrea bacteriana (26%) baja en nuestra muestra, destaca la complejidad en la identificación precisa de las causas de las diarreas. Este resultado refleja la necesidad de métodos diagnósticos más precisos y rápidos para mejorar la gestión clínica de estas condiciones.

Así, nuestra investigación contribuye al entendimiento de los factores de riesgo asociados a diarreas infecciosas en el Hospital Básico IESS de Durán. Identificamos fortalezas en la representatividad estadística de la muestra y la aplicación de análisis estadísticos robustos. Sin embargo, debemos reconocer la limitación en la confirmación bacteriana, lo cual puede influir en la interpretación de los resultados. Este estudio se sitúa en el contexto de investigaciones previas, aportando a la comprensión global de las diarreas infecciosas y proporcionando evidencia valiosa para la gestión y prevención en el ámbito hospitalario y comunitario.

# CAPÍTULO V
# 5. CONCLUSIONES Y RECOMENDACIONES

## CONCLUSIONES

La investigación proporciona una visión integral de los factores de riesgo que influyen en la incidencia de diarreas infecciosas en este entorno hospitalario específico. La identificación de estos factores es fundamental para orientar estrategias de prevención y gestión de estas patologías en la comunidad atendida por el hospital.

- Se logró Identificar las características demográficas de la población estudiada, refleja una equitativa distribución de género, y una edad media de alrededor de 30 años, la mayoría tiene acceso a agua potable, siendo la zona urbana más afectada, además se observa variabilidad en prácticas de higiene y una predominancia de educación intermedia. Destaca un notable porcentaje que consume alimentos fuera del hogar.

- La investigación destaca una prevalencia significativa de diarreas bacterianas confirmadas en la muestra estudiada, resaltando la necesidad de mejorar los métodos de diagnóstico para un tratamiento más eficaz y específico.

- En este estudio, se ha identificado una relación estadísticamente significativa entre el acceso al agua potable y la incidencia de diarreas bacterianas. Estos resultados subrayan de manera contundente la importancia crucial de garantizar un suministro de agua seguro como medida fundamental para la prevención de las diarreas de origen bacteriano.

- En cuanto la relación entre la forma de alimentación y la zona de residencia se observó una mayor prevalencia en áreas rurales. Aunque no se encontró una asociación estadísticamente significativa entre la forma de alimentación y la presencia de diarreas bacterianas, se destaca que un alto porcentaje de individuos con diarrea consumía alimentos fuera del hogar. Este hallazgo sugiere que la alimentación fuera del hogar podría ser un factor relevante para considerar en el contexto de las diarreas bacterianas.

## 5.2    RECOMENDACIONES

• Se sugiere realizar estudios longitudinales que permitan analizar las tendencias en las características demográficas de la población a lo largo del tiempo. Esto proporcionaría una comprensión más profunda de los cambios en la incidencia de diarreas infecciosas y permitiría ajustar estrategias de prevención según las dinámicas demográficas cambiantes.

• Para una comprensión más completa de las diarreas bacterianas, se recomienda realizar investigaciones adicionales que exploren la diversidad de bacterias responsables y sus patrones de resistencia a los antibióticos. Esto podría contribuir a estrategias de tratamiento más específicas y eficientes.

• Futuras investigaciones podrían centrarse en evaluar la efectividad de intervenciones específicas para mejorar el acceso al agua potable, como la implementación de sistemas de purificación comunitarios o programas de educación sobre prácticas seguras de manejo del agua.

• Se recomienda profundizar en la investigación sobre los hábitos alimentarios y la seguridad alimentaria en áreas rurales, considerando la relación identificada entre la zona de residencia y la incidencia de diarreas. Explorar los factores subyacentes, como la calidad de los alimentos y las prácticas de manipulación, podría brindar información valiosa para estrategias preventivas específicas en estas comunidades.

# BIBLIOGRAFÍA

1. Otsuka Y, Agestika L, Widyarani, Sintawardani N, Yamauchi T. Risk Factors for Undernutrition and Diarrhea Prevalence in an Urban Slum in Indonesia: Focus on Water, Sanitation, and Hygiene. Am J Trop Med Hyg. marzo de 2019;100(3):727-32.

2. Diarrhoea [Internet]. [citado 13 de noviembre de 2023]. Disponible en: https://www.who.int/health-topics/diarrhoea

3. Salazar Vallejo AE, Revelo Ortega JJ. Determinación de los costos sanitarios directos del manejo de diarrea aguda en adultos en el Distrito de Salud 17D03 Cotocollao de la ciudad de Quito del Ministerio de Salud Pública del Ecuador en el año 2019. 1 de octubre de 2021 [citado 9 de noviembre de 2023]; Disponible en: http://repositorio.puce.edu.ec:80/handle/22000/19400

4. Nasrin S, Garbern SC, Gainey M, Kanekar S, Monjory M, Ahmed D, et al. Clinical, Sociodemographic and Environmental Risk Factors for Acute Bacterial Diarrhea among Adults and Children over Five Years in Bangladesh. Am J Trop Med Hyg. febrero de 2022;106(2):457-63.

5. Ministerio de Salud Publica. SUBSISTEMA DE VIGILANCIA SIVE- ALERTA ENFERMEDADES TRANSMITIDAS POR AGUA Y ALIMENTOS ECUADOR, SE 11, 2021. 2021.

6. Garbern SC, Chu TC, Gainey M, Kanekar SS, Nasrin S, Qu K, et al. Multidrug-resistant enteric pathogens in older children and adults with diarrhea in Bangladesh: epidemiology and risk factors. Trop Med Health. 10 de mayo de 2021;49:34.

7. Diarrheal diseases — Level 3 cause | The Institute for Health Metrics and Evaluation [Internet]. [citado 13 de noviembre de 2023]. Disponible en: https://www.healthdata.org/results/gbd_summaries/2019/diarrheal-diseases-level-3-cause

8. Bauza V, Ye W, Liao J, Majorin F, Clasen T. Interventions to improve sanitation for preventing diarrhoea. Cochrane Database Syst Rev. 25 de enero de 2023;1(1):CD013328.

9. Nemeth V, Pfleghaar N. Diarrhea. En: StatPearls [Internet]. Treasure Island (FL): StatPearls Publishing; 2023 [citado 13 de noviembre de 2023]. Disponible en: http://www.ncbi.nlm.nih.gov/books/NBK448082/

10. Bonis P, Lamont T. UpToDate. 2022. Approach to the adult with chronic diarrhea in resource-abundant settings. Disponible en: https://www.uptodate.com/contents/approach-to-the-adult-with-chronic-diarrhea-in-resource-abundant-settings?search=Approach%20to%20the%20adult%20with%20chronic%20diarrhea%20in%20resource-

abundant%20settings&source=search_result&selectedTitle=1~150&usage_type=defau
lt&display_rank=1

11. LaRoque R, Pietroni M. UpToDate. 2023. Approach to the adult with acute diarrhea in resource-limited settings. Disponible en: https://www.uptodate.com/contents/approach-to-the-adult-with-acute-diarrhea-in-resource-limited-settings?search=Approach%20to%20the%20adult%20with%20acute%20diarrhea%20i n%20resource-limited%20settings.&source=search_result&selectedTitle=1~150&usage_type=default &display_rank=1

12. GBD 2019 Diseases and Injuries Collaborators. Global burden of 369 diseases and injuries in 204 countries and territories, 1990-2019: a systematic analysis for the Global Burden of Disease Study 2019. Lancet Lond Engl. 17 de octubre de 2020;396(10258):1204-22.

13. Meisenheimer ES, Epstein C, Thiel D. Acute Diarrhea in Adults. Am Fam Physician. julio de 2022;106(1):72-80.

14. Read by QxMD [Internet]. 2021 [citado 13 de noviembre de 2023]. Chronic Diarrhea in Adults: Evaluation and Differential Diagnosis. Disponible en: https://read.qxmd.com/read/32293842/chronic-diarrhea-in-adults-evaluation-and-differential-diagnosis

15. Meier JL. Viral Acute Gastroenteritis in Special Populations. Gastroenterol Clin North Am. junio de 2021;50(2):305-22.

16. Smalley W, Falck-Ytter C, Carrasco-Labra A, Wani S, Lytvyn L, Falck-Ytter Y. AGA Clinical Practice Guidelines on the Laboratory Evaluation of Functional Diarrhea and Diarrhea-Predominant Irritable Bowel Syndrome in Adults (IBS-D). Gastroenterology. 1 de septiembre de 2019;157(3):851-4.

17. LaRoque R, Harris J. UpToDate. 2023. Travelers' diarrhea: Treatment and prevention. Disponible en: https://www.uptodate.com/contents/travelers-diarrhea-treatment-and-prevention?search=Travelers%27%20diarrhea:%20Treatment%20and%20prevention& source=search_result&selectedTitle=1~94&usage_type=default&display_rank=1

18. Andrews J, Charles R. UpToDate. 2023. Pathogenesis of enteric (typhoid and paratyphoid) fever. Disponible en: https://www.uptodate.com/contents/pathogenesis-of-enteric-typhoid-and-paratyphoid-fever?search=Pathogenesis%20of%20enteric%20(typhoid%20and%20paratyphoid)%2 0fever&source=search_result&selectedTitle=1~150&usage_type=default&display_ran k=1

19. Leung AKC, Leung AAM, Wong AHC, Sergi CM, Kam JKM. Giardiasis: An Overview. Recent Pat Inflamm Allergy Drug Discov. 13(2):134-43.

20. Kakoullis L, Papachristodoulou E, Chra P, Panos G. Shiga toxin-induced haemolytic uraemic syndrome and the role of antibiotics: a global overview. J Infect. agosto de 2019;79(2):75-94.

21. Null C, Stewart CP, Pickering AJ, Dentz HN, Arnold BF, Arnold CD, et al. Effects of water quality, sanitation, handwashing, and nutritional interventions on diarrhoea and child growth in rural Kenya: a cluster-randomised controlled trial. Lancet Glob Health. 29 de enero de 2018;6(3):e316-29.

22. Prüss-Ustün A, Wolf J, Bartram J, Clasen T, Cumming O, Freeman MC, et al. Burden of disease from inadequate water, sanitation and hygiene for selected adverse health outcomes: An updated analysis with a focus on low- and middle-income countries. Int J Hyg Environ Health. junio de 2019;222(5):765-77.

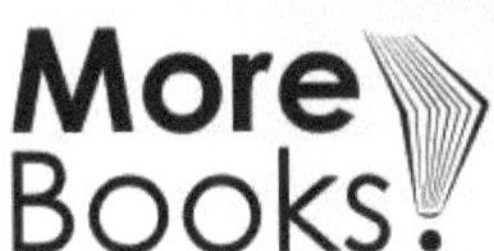


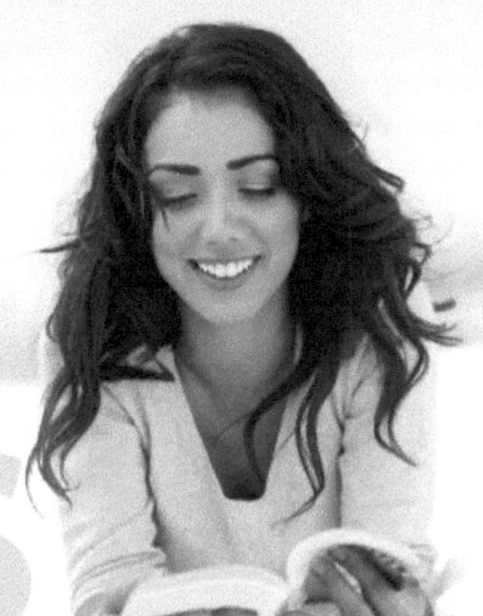

# I want morebooks!

Buy your books fast and straightforward online - at one of world's fastest growing online book stores! Environmentally sound due to Print-on-Demand technologies.

Buy your books online at
**www.morebooks.shop**

¡Compre sus libros rápido y directo en internet, en una de las librerías en línea con mayor crecimiento en el mundo! Producción que protege el medio ambiente a través de las tecnologías de impresión bajo demanda.

Compre sus libros online en
**www.morebooks.shop**

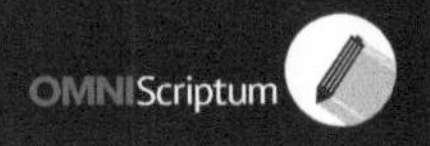

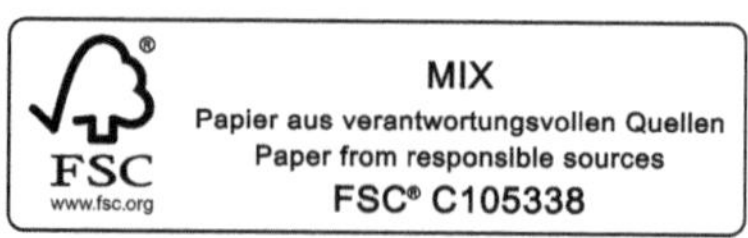



Printed by Books on Demand GmbH, Norderstedt / Germany